Quelques mots

SUR

L'ENTORSE DU PIED

ET SON TRAITEMENT

PAR

Léopold-Arnaud VAQUIÉ

Docteur en Médecine, Médecin de la Marine

PARIS

IMPRIMERIE RENOU, MAULDE (Vves) ET COCK

144, Rue de Rivoli, 144

1884

Quelques mots

SUR

L'ENTORSE DU PIED

ET SON TRAITEMENT

PAR

Léopold-Arnaud VAQUIÉ

Docteur en Médecine, Médecin de la Marine

PARIS

IMPRIMERIE RENOU, MAULDE (Vves) ET COCK

144, Rue de Rivoli, 144

1884

A MON PÈRE — A MA MÈRE

A MON FRÈRE

A MES AMIS

Quelques mots sur l'Entorse du pied et son traitement

Mon intention était d'abord de présenter un travail complet sur l'entorse, et d'insister plus particulièrement sur le traitement de cette affection par le massage. J'avais, dans ce but, recueilli un grand nombre d'observations dont une partie m'étaient personnelles, et dont les autres m'avaient été fournies par mes camarades de la marine, et je comptais les utiliser pour un travail d'ensemble. Pressé par le temps et les circonstances, je me vois forcé de ne remplir qu'une bien minime partie de cette tâche, et de n'offrir qu'une œuvre écourtée et incomplète. J'espère pouvoir reprendre plus tard, lorsque ma vie active me laissera quelques loisirs, le projet que j'avais primitivement conçu et le mener à bonne fin.

Avant d'aborder la description de l'entorse du pied au point de vue purement pathologique et thérapeutique, il ne sera peut-être pas hors de propos de jeter un rapide coup-d'œil sur la disposition des parties multiples qui composent cet ensemble complexe que l'on décrit sous les noms de région tibio-tarsienne, région du cou-de-pied, région médio-tarsienne, tarso-métatarsienne, etc..., et d'examiner succinctement les mouvements dont les diverses articulations complétant le massif osseux du pied peuvent être le siège.

Anatomie. — Le squelette comprend : En haut et en arrière, l'extrémité inférieure des deux os de la jambe ; au-dessous et en avant de ceux-ci, le massif osseux du tarse dont la seconde rangée se relie avec les cinq métatarsiens. Je laisse de côté le squelette des orteils, bien que les articulation métatarso-phalangiennes et inter-phalangiennes puissent, elles aussi, être le siège de l'entorse, mon intention étant de m'occuper seulement des lésions de ce genre qui se produisent dans l'arrière-pied.

L'extrémité inférieure des deux os de la jambe forme une mortaise à la constitution de laquelle le tibia, beaucoup plus renflé que le péroné, prend la plus large part. Le fond de la mortaise, revêtu de cartilage d'encroûtement, représente une sorte de trapèze dont la partie antérieure est sensiblement plus étendue dans le sens transversal que la partie postérieure. Ce fond est lui-même subdivisé en deux dépressions latérales peu prononcées, séparées par une crête mousse dirigée dans le sens antéro-postérieur. De chaque côté, la mortaise est limitée par les deux éminences malléolaires qui en déterminent la profondeur : la malléole interne plus courte, plus ramassée que l'externe, celle-ci beaucoup plus proéminente et par conséquent descendant plus bas que la malléole tibiale et située sur un plan sensiblement plus postérieur que cette dernière. Il suit de là que la mortaise tibio-péronière est plus profonde dans sa partie externe que dans sa partie interne. Notons encore que le bord postérieur du trapèze représentant le fond de la mortaise descend un peu plus bas que le bord antérieur.

Du côté de l'astragale, la face supérieure de cet os représente une poulie dont la gorge est très peu profonde et dont les bords latéraux sont mousses. De ces deux bords, l'interne est rigoureusement antéro-postérieur ; l'externe, plus élevé, est oblique en arrière et en dehors, disposition en rapport avec une inclinaison dans le même sens présentée par la face articulaire de la malléole péronière. Les faces latérales de l'astragale, articulaires avec les malléoles, présentent une disposition analogue, c'est-à-dire que l'interne est presque verticale, tandis que l'externe est notablement inclinée en bas et en dehors.

Par sa face inférieure l'astragale repose sur le calcanéum par deux petites facettes lisses et revêtues de cartilage. La facette antérieure est presque plane ;

la facette postérieure, moins étendue, porte une saillie à laquelle s'insère le ligament péronéo-astragalien
postérieur. Ces deux facettes sont séparées par une
gouttière profonde dirigée d'avant en arrière et de
dehors en dedans. De forme à peu près cuboïde,
enclavé au milieu des os de l'arrière-pied, consti-
tuant le point culminant de l'arc plantaire et comme
la clé de voûte de cet arc, l'astragale reçoit des os de
la jambe la totalité du poids du corps et répartit ensuite ce poids en deux portions inégales dont la plus
grande se transmet au calcanéum, tandis que l'autre
passe à la seconde rangée du tarse par le moyen de
l'articulation astragalo-scaphoïdienne. Celle-ci est
constituée, d'une part, par la tête de l'astragale et
d'autre part par la cupule du scaphoïde.

Quant au calcanéum, sa face supérieure porte deux
petites surfaces arthrodiales en rapport avec les surfaces semblables que nous avons notées sur la face
inférieure de l'astragale ; sa tubérosité, reposant sur le
sol, lui transmet le poids du corps, tandis que sa
grande apophyse se termine en avant par une surface
quadrilatère, convexe de haut en bas, concave trans-
versalement, destinée à constituer l'articulation calcanéo-cuboïdienne en s'unissant à une facette semblable du cuboïde.

Le scaphoïde, le cuboïde et les trois cunéiformes,
formant en dedans deux rangées, et en dehors une
seule, se raccordent en arrière à l'astragale et au calcanéum, et s'articulent en avant avec les extrémités
postérieures des cinq métatarsiens, formant avec
eux l'articulation tarso-métatarsienne, ou articula-

tion de Lisfranc. Je n'entreprendrai point de décrire, même sommairement, la forme des surfaces articulaires tarso-métatarsiennes, cette articulation ne jouant qu'un rôle très effacé dans le mécanisme des entorses du pied. Qu'il me suffise de noter en passant la disposition de l'interligne articulaire sous forme d'arc à convexité antérieure, arc dont l'extrémité interne est située sur un plan plus antérieur que l'extrémité externe, et dont la régularité est interrompue par la saillie en arrière de l'extrémité postérieure du deuxième métatarsien.

Après cet exposé ostéologique rapide et bien incomplet, examinons brièvement quels sont les moyens d'union des différentes surfaces articulaires composant le massif osseux.

L'extrémité inférieure du tibia porte à son côté externe une cavité peu profonde ou plutôt une gouttière verticale dans laquelle vient s'appuyer la face interne de l'extrémité inférieure du péroné, pour constituer l'articulation péronéo-tibiale inférieure. Celle-ci est une véritable amphiarthrose. Elle est close, en avant et en arrière, par deux ligaments péronéo-tibiaux très forts, obliques de haut en bas, du tibia vers le péroné. A l'intérieur de l'article nous trouvons un ligament interosseux extrèmement résistant, qui n'occupe pas toute la hauteur de l'articulation et laisse au dessous de lui une cavité arthrodiale dans laquelle la synoviale tibio-tarsienne envoie un prolongement. L'étude de cette articulation péronéotibiale inférieure, au point de vue pathologique, serait d'un haut intérêt, en raison du diastasis qui vient si

souvent compliquer l'entorse ou les fractures du péroné. C'est là malheureusement un côté de la question que je me vois forcé de laisser dans l'ombre.

L'articulation tibio-tarsienne étant un ginglyme
angulaire, c'est surtout sur les faces latérales des os
qui la constituent que l'on trouvera les principaux
moyens d'union. En effet, il n'existe pas, à proprement
parler, de ligament antérieur ni de ligament postérieur. Tout au plus trouve-t-on en avant quelques
trousseaux fibreux dissociés et mal définis, s'étendant
de la face antérieure du tibia au col de l'astragale.
En arrière, rien de semblable, et la synoviale seule
clot l'articulation tibio-péronéo-astragalienne, abs-
traction faite du ligament péronéo-astraglien postérieur dont je vais dire un mot. En réalité, les tendons
extenseurs et fléchisseurs remplacent les ligaments
antérieur et postérieur. Par contre, les ligaments latéraux sont extrêmement puissants. Ce sont : du côté
interne, le ligament deltoïdien, comprenant dans son
attache supérieure presque toute la malléole interne,
s'étendant en bas sur toute la face interne de l'astragale jusqu'au calcanéum, et remplissant par ses
fibres profondes tout l'espace compris entre la portion articulaire de la malléole interne et la face de
l'astragale placée en regard ; du côté externe, un
triple ligament dont les trois branches convergent
en haut vers la malléole péronière et se dissocient en
bas pour former trois ligaments distincts : 1° le ligament péronéo-astragalien antérieur qui se rend à
la face externe du col de l'astragale ; 2° le ligament
péronéo-calcanéen qui aboutit à la face externe du

calcanéum ; 3⁰ le ligament péronéo-astragalien pos·
térieur, en forme d'éventail, étendu de la malléole
externe à la face postérieure du tibia et de l'astragale.

Les deux facettes arthrodiales astragalo - calca-
néennes sont tellement disposées qu'il en résulte une
véritable articulation par emboîtement réciproque,
dans laquelle, ainsi que nous le verrons plus bas, se
passent surtout les mouvements d'adduction et d'abduction du pied. L'arthrodie antérieure possède un
seul ligament interne renforcé en arrière par la gaîne
du long fléchisseur commun des orteils. A ce muscle
s'adjoint le long fléchisseur propre du gros orteil et
le jambier postérieur dont la présence contribue
d'une façon efficace à assurer solidement l'union du
calcanéum et de l'astragale; mais cette union est
surtout assurée par un trousseau fibreux très puis-
sant, le ligament astragalo-calcanéen, qui remplit le
vide compris entre la face inférieure de l'astragale et
la dépression que l'on remarque sur la face supérieure du calcanéum. C'est grâce à la présence de ce
solide moyen d'union que l'astragale repose sur le
calcanéum sans pouvoir glisser dans aucun sens;
ce ligament détruit, les deux os se dissocient avec la
plus grande facilité.

L'articulation de l'astragale et du scaphoïde est
une énarthrose dans laquelle la cavité scaphoïdienne
est incapable de loger complètement la tête osseuse
qu'elle est destinée à recevoir. C'est là, sans aucun
doute, une condition favorable à la mobilité de l'article,
mais défavorable à sa solidité. Toutefois la cavité articulaire est, en quelque sorte, complétée par le liga-

ment calcanéo-scaphoïdien inférieur dont les fibres offrent une grande résistance. Du côté de la face dorsale, le ligament astragalo-scaphoïdien supérieur est loin de présenter la même force et serait impuissant à maintenir les deux os s'il restait seul intact.

A ne considérer que les ligaments dorsaux étendus du calcanéum au cuboïde, il semblerait, au premier abord, que l'articulation calcanéo-cuboïdienne soit la moins bien douée sous le rapport de la solidité de ses moyens d'union; mais, en portant son attention du côté de la face plantaire, on trouve le ligament calcanéo-cuboïdien inférieur, énorme trousseau fibreux, étendu de la face inférieure du calcanéum jusqu'au métatarse, l'un des plus puissants ligaments du corps, unissant de la manière la plus intime les différents os dont il occupe la face inférieure, indépendamment du rôle important qu'il joue pour le maintien de l'intégrité de la voûte plantaire.

L'astragale et le calcanéum d'une part, le scaphoïde et le cuboïde d'autre part, forment par leur réunion l'articulation médio-tarsienne (articulation de Chopart), dont les moyens d'union sont complétés par la présence du ligament en Y. Celui-ci se compose de deux faisceaux de fibres convergentes en arrière où leur insertion commune est située en avant et en dedans de la grande apophyse du calcanéum, immédiatement en avant du ligament astragalo-calcanéen. Sa branche interne, ou ligament calcanéo-scaphoïdien supérieur, se rend au côté externe du bord supérieur du scaphoïde; sa branche externe, ou ligament calcanéo-cuboïdien interne, aboutit à la face interne du cuboïde. Notons enfin que l'articulation médio-tarsienne est fermée et maintenue en dedans par le tendon du jambier antérieur et en dehors par les tendons des deux péroniers latéraux.

Les trois facettes antérieures du scaphoïde sont juxtaposées aux facettes correspondantes des trois cunéiformes. Des ligaments plantaires et dorsaux peu importants complètent ces articulations qui sont dépourvues de ligaments interosseux. Par contre, on trouve trois ligaments interosseux dont le premier entre les deux premiers cunéiformes, le second entre les deux derniers cunéiformes, le troisième entre le dernier cunéiforme et le cuboïde. Il existe également un ligament interosseux entre le scaphoïde et le cuboïde ; parfois ces deux os sont unis par une petite facette arthrodiale.

Enfin, je me bornerai à mentionner, pour l'articulation tarso-métatarsienne, la présence de ligaments dorsaux étendus de chaque métatarsien à l'os du tarse le plus voisin ; en raison de sa proéminence postérieure, le deuxième métatarsien possède trois ligaments dorsaux. Les ligaments plantaires de cette artication sont au nombre de trois seulement ; ils s'étendent : 1º du premier métatarsien au premier cunéiforme ; 2º du deuxième métatarsien au premier cunéiforme ; 3º du deuxième métatarsien au deuxième cunéiforme. Ses ligaments interosseux, également au nombre de trois, ne présentent d'intérêt qu'au point de vue de la médecine opératoire, et je m'abstiendrai de les décrire.

Physiologie. — L'articulation tibio-tarsienne est un ginglyme, une véritable charnière dans laquelle les mouvements de flexion (flexion dorsale) et d'extension (flexion plantaire) sont de beaucoup les plus prononcés. Ces mouvements se font autour d'un axe qui traverse l'astragale près de sa face inférieure. Il est à remarquer que cet axe n'est pas rigoureusement transversal, comme on l'a cru pendant longtemps, mais légèrement oblique de dedans en dehors et d'avant en arrière, disposition en rapport avec la légère torsion de l'extrémité inférieure du tibia et avec la situation plus reculée de la malléole externe. Il en résulte que normalement, et en dehors de toute influence musculaire volontaire, le mouvement de flexion dorsale se combine avec un mouvement d'adduction. C'est une sorte de mouvement hélicoïde qui s'explique très bien, non seulement par la situation de la malléole externe, mais encore par la disposition de la poulie astragalienne dont le bord externe est surélevé. Pendant la flexion dorsale, la surface convexe de l'astragale glisse d'avant en arrière sur la mortaise tibio-péronière de telle façon que sa portion antérieure, qui est la plus large, vient se mettre en rapport avec la partie antérieure de la mortaise.

Il suit de là que plus le mouvement de flexion sera prononcé, plus la pression excentrique exercée par les faces latérales de l'astragale sur les deux malléoles deviendra considérable ; à telles enseignes que l'on conçoit très bien qu'un mouvement de flexion exagéré puisse déterminer le diastasis de l'articulation péronéo-tibiale inférieure. L'emboîtement étant alors aussi exact que possible, il ne peut se produire pendant la flexion aucun mouvement de latéralité. Pendant ce glissement, ou plutôt cette sorte de rotation de la poulie astragalienne, les faisceaux péronéo-astragaliens postérieurs et les faisceaux péronéo-calcanéens sont fortement tendus. Le pied peut arriver à faire un angle de 30° avec le plan horizontal, jusqu'à ce que le mouvement soit limité par la rencontre du col de l'astragale avec le bord antérieur du tibia, indépendamment de la tension des faisceaux ligamenteux mentionnés ci-dessus, tension qui limite également le mouvement de flexion.

Pendant l'extension, la poulie astragalienne glisse en sens inverse, sa portion la plus étroite vient alors se placer dans la partie la plus large de la mortaise tibio-péronière, et l'on conçoit que l'articulation tibio-tarsienne puisse être, mais seulement pendant l'extension, le siège de mouvements de latéralité, encore ces mouvements sont-ils très peu prononcés. L'extension qui, comme nous l'avons vu, s'accompagne normalement d'un certain degré d'abduction, peut être poussée jusqu'à ce que l'axe du pied fasse, avec l'horizontale, un angle de 100 à 120°. Pendant ce mouvement, les muscles, jambier antérieur et jambier postérieur se tendent de plus en plus et contribuent à le limiter. On a vu ces muscles se luxer dans une attitude forcée. Les fibres ligamenteuses péronières ne paraissent pas très sensiblement influencées par la flexion plantaire, mais il n'en est pas de même de la portion antérieure du ligament deltoïdien dont la tension portée à son maximum suffit à arrêter le mouvement.

Les mouvements de latéralité (adduction et abduction) se font autour d'un axe horizontal, longeant la
facette latérale externe de l'astragale ; ils sont si peu
prononcés qu'ils ont été niés par les frères Weber.
Ces observateurs ont admis seulement la possibilité de
très légers mouvements de rotation, en vertu des-
quels la pointe du pied se porte en dedans et en
dehors, l'astragale pivotant sur la malléole interne
comme point d'appui.

L'articulation astragalo-calcanéenne est le siège
de la plus grande partie des mouvements d'adduction
et d'abduction du pied ; elle permet également un
certain degré de rotation. Les mouvements de latéralité s'exécutent autour d'un axe oblique, partant de
la tubérosité externe du calcanéum, pour aboutir à la
partie moyenne du col de l'astragale. Ce dernier os
étant solidement fixé dans la mortaise tibio-péronière,
c'est le calcanéum et le scaphoïde qui se meuvent sur
lui.

Dans l'adduction, en même temps que le bord interne du pied s'élève, les orteils se portent en dedans
et le talon en dehors ; dans l'abduction c'est le contraire que l'on observe. Ces deux mouvements d'abduction et d'adduction sont inséparables d'un certain
degré de rotation. L'adduction résulte d'un glissement d'arrière en avant et de dedans en dehors des
deux facettes du calcanéum sur celles de l'astragale.
Pendant que ce mouvement s'exécute, la cupule du
scaphoïde glisse, sur la tête de l'astragale, de dehors
en dedans et de haut en bas. La tension des fibres
du ligament astragalo-calcanéen limite ce mouve-

ment. Dans l'abduction, ce double mouvement de glissement se produit en sens inverse.

Des mouvements de flexion et d'extension peuvent s'exécuter dans l'articulation médio-tarsienne ; ils ont lieu autour d'une axe oblique de dedans en dehors, d'avant en arrière et un peu de haut en bas. Ces deux mouvements, qui sont assez limités, se combinent toujours avec un mouvement de rotation autour d'un axe antéro-postérieur, la flexion s'associant avec la rotation en dedans, et l'extension avec la rotation en dehors. La flexion et l'adduction y sont toujours plus étendues que l'extension et l'abduction, celles-ci étant bientôt limitées par la tension des ligaments plantaires, du ligament en Y et de l'aponévrose plantaire.

Les articulations des os de la deuxième rangée du tarse ne jouissent que de mouvements de glissement très limités ; elles ne servent guère qu'à augmenter la flexibilité et l'élasticité de la portion tarsienne du pied. Ces mouvements sont plutôt produits par le poids du corps que par l'action des muscles, et n'ont pour résultat que de diminuer ou d'augmenter la profondeur de la voûte plantaire. De tous ces os, le troisième cunéiforme est le moins mobile ; il forme en quelque sorte le pivot autour duquel se meuvent les autres os de la même rangée.

Quant aux articulations des métatarsiens avec le cuboïde et avec les cunéiformes, elles sont tellement serrées, qu'elles ne permettent entre les os qui les constituent que des mouvements de glissement à peine prononcés et presque insignifiants.

Définition. — Il est à peine besoin aujourd'hui de donner une définition de l'entorse : une distension articulaire brusque, sous l'influence d'un mouvement forcé, avec ou sans déchirure des ligaments et des parties molles qui entourent l'article, telle est la caractéristique de l'entorse. Si l'entorse peut présenter, à titre de complications, les lésions qui accompagnent ordinairement les luxations, il s'en faut cependant qu'on puisse dire, avec Vidal (de Cassis), qu'elle est une *luxation temporaire ;* l'emploi d'une semblable expression semble indiquer que le déplacement momentané des surfaces articulaires est indispensable pour la constituer. Sans nier que ce déplacement ne se produise dans un certain nombre de cas, il ne me paraît pas être d'une nécessité absolue. Ce qui constitue essentiellement l'entorse n'est pas tant la perte passagère des rapports normaux des surfaces articulaires, que la distension exagérée des parties molles périphériques. Dans tous les cas, lorsque le déplacement a eu lieu, ce qui, je le répète, n'est pas constant, il est brusque, toujours incomplet et se réduit de lui-même ; au point qu'il ne resterait pas trace de l'accident s'il ne se présentait d'autres signes dûs à la distension ou au froissement de la synoviale et à la rupture plus ou moins complète des parties ligamenteuses ou des muscles circonvoisins.

De toutes les entorses, celles qui se produisent au pied sont incomparablement les plus fréquentes. C'est ainsi que nous en relevons 3o1 cas sur un total de 385 entorses observées dans les différentes régions du corps. Cette extrême fréquence relative s'explique d'elle-même, par la situation du pied et par le rôle qu'il joue, comme base de sustentation et comme supportant tout l'effort pendant la marche, la course et grand nombre de chutes. Ces sortes d'entorses, qui atteignent l'extrémité du membre inférieur, ont été pendant longtemps considérées et sont encore décrites aujourd'hui comme siégeant exclusivement dans l'articulation tibio-tarsienne ; mais, en se reportant à la physiologie des articulations du pied, en réfléchissant au peu d'étendue des mouvements de latéralité de l'articulation tibio-tarsienne et à l'ampleur relative de ces mêmes mouvements dans les articles sous et anté-astragaliens, en analysant avec soin les symptômes présentés par les malades, on a reconnu que non seulement l'entorse tibio-tarsienne n'existe pas toujours, bien qu'elle soit fréquente, mais que lorsqu'elle existe, elle s'accompagne presque constamment d'entorse sous-astragalienne, astragalo-scaphoïdienne et même calcanéo- cuboïdienne. C'est pour cette raison qu'au lieu de choisir comme titre de ce travail « entorse de l'articulation tibio-tarsienne » j'ai préféré « entorse du pied », sans rien préjuger sur le siège, le nombre et la nature de la ou des articulations atteintes.

Causes et Mécanisme. — Le point de vue étiologique de la question ne nous arrêtera pas longtemps. Un faux mouvement du pied, soit en avant, soit en arrière, soit latéralement ; une chute produisant l'exagération d'un mouvement normal, telles sont les causes déterminantes de l'entorse. Quant aux causes prédisposantes tirées de l'âge de sujet, de son tempérament, de sa profession, etc., il faut avouer qu'elles n'ont qu'une importance bien secondaire. Il n'est point d'âge qui en soit exempt, point de constitution, si robuste qu'elle soit, qui en mette à l'abri. Toutefois, il est incontestable qu'une entorse antérieure diminue quelque peu la solidité de l'articulation atteinte, et rend plus probable la production d'une nouvelle entorse, sous l'influence de la même cause traumatique.

Dans l'entorse par extension forcée du pied sur la jambe, le bord postérieur de la mortaise tibiale vient porter sur l'espèce de crochet que forme l'astragale au niveau des insertions du ligament péronéo-astragalien postérieur. L'astragale glisse d'arrière en avant sur le calcanéum ; sa tête soulève le ligament astragalo-scaphoïdien supérieur et le déchire dans une plus ou moins grande étendue. D'autres fois ce ligament se détache de l'un des os sur lesquels il s'insère, emportant avec lui une parcelle osseuse de son point d'insertion, ainsi que l'a établi Bonnet. Il est rare que le ligament astragalo-calcanéen ne soit pas partiellement rompu. Ce même mouvement d'extension forcée détermine, dans l'articulation tibio-tarsienne, une distension exagérée du ligament antérieur dont les fibres peu résistantes ne tardent pas à se déchirer.

Presque toujours l'extension forcée détermine un diastasis de l'articulation péronéo-tibiale inférieure, sans parler des fractures malléolaires qui peuvent se produire et qui interviennent alors à titre de complication sérieuse. Les tendons antérieurs de la région tibio-tarsienne sont aussi fortement distendus ; mais, maintenus assez lâchement dans leur gaîne fibreuse, il est rare qu'ils s'en échappent en la déchirant. Les conditions dans lesquelles se produit ce genre d'entorse sont faciles à déterminer, et pour ne citer qu'un exemple, il me suffira de mentionner les chutes en arrière pendant que le talon de la chaussure reste accroché au bord tranchant d'un trottoir ou d'un escalier, ou bien encore lorsque le pied, engagé sous un corps pesant, est incapable de suivre le renversement du tronc en arrière.

Pendant le mouvement de flexion forcée du pied sur la jambe ou de la jambe sur le pied, le bord antérieur de la mortaise tibiale vient presser sur le col de l'astragale. Ce dernier os glisse d'avant en arrière sur le calcanéum, tandis que sa tête vient presser fortement, de haut en bas, le ligament calcanéo-scaphoïdien inférieur. Les ligaments dorsaux sont déchirés, mais en raison de l'épaisseur et de la résistance de ses fibres, il est rare que le ligament calcanéo-scaphoïdien inférieur cède, à moins d'une violence considérable et capable de produire un déplacement permanent. Les ligaments latéraux de l'articulation tibio-tarsienne peuvent être rompues ainsi que les malléoles, principalement l'interne. Le tendon d'Achille reste sain, mais il n'en est pas toujours de même des tendons de la couche profonde postérieure. Ceux-ci, solidement appliqués contre la face postérieure de l'article et comme bridés par la gaîne fibreuse, ne sauraient se prêter à une distension exagérée. Presque toujours leurs gaînes sont déchirées ;

parfois même les tendons sont rompus. Bonnet a plusieurs fois constaté la déchirure de la gaîne des péroniers, mais il n'a jamais vu la rupture de ces muscles. Ce mouvement de flexion forcée se produit lorsque dans une chute, le pied étant fléchi sur la jambe et celle-ci repliée sous la cuisse, la fesse vient presser sur le talon.

De toutes les entorses du pied, celles qui se produisent dans les mouvements de latéralité sont de beaucoup les plus fréquentes, et parmi celles-ci, l'entorse résultant d'un mouvement d'adduction se rencontre bien plus souvent que l'entorse par abduction forcée. C'est là un fait d'observation journalière sur lequel il est inutile d'insister.

Le mouvement d'adduction forcée détermine la distension des fibres ligamenteuses qui s'insèrent à la malléole externe et souvent l'arrachement de cette malléole. Mais c'est principalement dans les articulations qui sont le siège du mouvement de latéralité du pied, c'est-à-dire dans les articulations astragalo-calcanéenne et astragalo-scaphoïdienne que la violence exerce surtout son action. Le ligament calcanéo-astragalien se distend et se rompt partiellement, pendant que la tête de l'astragale, portée de bas en haut, soulève les fibres ligamenteuses qui recouvrent sa face dorsale et tend à les rompre. D'autre part, la gaîne des péroniers latéraux est presque toujours déchirée et les muscles luxés, mais non rompus. Il va sans dire que si la malléole externe peut se rompre par arrachement, la malléole interne peut être fracturée par pression excentrique de la face interne de l'astragale. Au nombre des causes qui déterminent ces entorses par adduction forcée, il faut placer, outre le faux pas classique que j'ai mentionné plus haut, les chutes d'un lieu plus ou moins élevé et surtout les chutes de cheval, alors que le cavalier a le pied pris entre le corps de l'animal et la branche externe de l'étrier.

Les entorses par abduction déterminent une distension du ligament deltoïdien pouvant aller jusqu'à la rupture partielle dans les cas graves ; mais, ainsi que les entorses par adduction, et pour des raisons analogues, elles retentissent principalement sur les articulations sous et ante-astragaliennes, dont les ligaments dorsaux sont plus ou moins déchirés. Dans les expériences de Bonnet, les gaînes des muscles jambier postérieur et fléchisseur commun des orteils étaient constamment ouvertes ; lorsque le mouvement d'abduction avait été porté très loin, ces muscles étaient rompus. Les circonstances dans lesquelles se produit le mouvement d'abduction forcée se trouvant rarement réalisées, ainsi se trouve expliqué le petit nombre relatif de ces sortes d'entorses. Les auteurs en signalent la fréquence plus grande chez les femmes, en considérant comme cause prédisposante la position particulière des membres inférieurs en vertu de laquelle la femme, ayant le pied naturellement porté dans une légère abduction, la malléole interne est, chez elle, plus saillante que chez l'homme.

Anatomie pathologique. — L'occasion de faire l'autopsie d'entorses récentes est assez rare ; cependant, grâce aux expériences de Bonnet, et à quelques faits dans lesquels on a pu constater de visu l'état des parties, nous sommes aujourd'hui suffisamment renseignés pour pouvoir tracer un tableau des lésions que l'on rencontre dans l'entorse du pied.

La peau, grâce à son élasticité, supporte des tensions considérables sans se rompre, et il n'existe, à ma connaissance, aucun exemple d'entorse simple, c'est-à-dire non compliquée de délabrements graves du côté du squelette, dans lequel le tégument ait présenté une solution de continuité. Si l'accident est récent, il n'y a même pas de changement de coloration, et ce n'est que plus tard qu'apparaissent les ecchymoses dues à des extravasations sanguines.

Le tissu cellulaire sous-cutané subit des lésions qui sont naturellement en relation directe avec le sens de la violence, c'est-à-dire, que du côté où se produit la tension, ses mailles sont tiraillées, distendues et quelquefois même agrandies par le fait de la rupture des cloisons qui les séparent ; dans le sens opposé, c'est au contraire un tassement que subit ce tissu. En vertu même de ces deux actions, opposées en apparence, il se produit dans la couche sous-cutanée un accident susceptible d'être observé aux deux extrémités d'un même diamètre articulaire. Je veux parler de la rupture des vaisseaux sanguins qui rampent sous le tégument. Du côté où s'exerce la tension, ces vaisseaux, allongés outre mesure, se rompent sous une traction excessive ; du côté opposé, leur rupture se produit par un mécanisme inverse, c'est une sorte d'attrition par excès de compression. Quoiqu'il en soit, l'extravasation sanguine survient sur l'une et l'autre face. Il est rare que les troncs vasculaires un peu importants subissent des lésions ; du moins, dans ses expériences, Bonnet les a-t-il toujours trouvés sains. Dans un seul cas, publié par Desgranges (*Ga₹. Hôp.* 1874), une entorse du cou-de-pied fut suivie, à quelques mois d'intervalle, d'un anévrysme de l'artère tibiale antérieure ; mais rien ne dit que les parois du vaisseau fussent antérieurement saines, et d'ailleurs, la relation de cause à effet entre le traumatisme et la production de l'anévrysme n'est pas nettement établie. Alors même que la rupture vasculaire porte sur les ramuscules d'un calibre minime, l'épanchement sanguin peut, dans certains cas, acquérir une importance réelle et constituer de véritables foyers. Il va sans dire que les filets nerveux contenus dans cette couche ne restent pas indemnes, puisqu'ils ont aussi à souffrir, soit du tiraillement, soit de la compression, suivant le côté de la région qu'ils occupent.

J'ai fait plusieurs fois allusion ci-dessus aux désordres que l'on peut constater du côté des muscles et de leurs gaînes fibreuses. Celles-ci offrent parfois des déchirures plus ou moins étendues, permettant aux tendons de quitter les gouttières dans lesquelles ils sont reçus. Les tendons eux-mêmes ou les portions charnues des muscles peuvent subir des solutions de continuité, soit que la traction exercée sur leurs deux extrémités ait été suffisante pour vaincre leur force de résistance, soit, comme le fait observer Ledentu, que la rupture musculaire résulte d'une contraction énergique et rapide dans l'effort que fait le blessé pour prévenir sa chute, auquel cas la rupture a lieu avant que l'individu, prévenu de la puissance de son effort, ou du développement exagéré des contractions musculaires auxquelles il se livre, ait eu le temps de modérer cet effort. La solution de continuité des muscles ne siège pas toujours au même niveau, ainsi sur 28 cas de rupture observés par Sédillot, treize fois le muscle s'est déchiré à l'union des fibres musculaires avec les fibres tendineuses, huit fois dans la portion charnue et sept fois dans la partie tendineuse. Ces faits sont confirmés par Nélaton, par Duplay et par les expériences cadavériques de Bonnet; ils nous donnent l'explication de ces ecchymoses plus ou moins étendues qui se produisent sur des régions de la jambe assez éloignées de l'articulation intéressée, et de l'existence d'une douleur localisée en ce point.

L'élément anatomo-pathologique principal de l'entorse, celui qui la caractérise essentiellement est la déchirure des ligaments et des tissus fibreux périarticulaires. Dans les cas les plus légers, tout peut se borner à un simple tiraillement des parties ligamenteuses; mais, il est rare que la lésion soit aussi peu prononcée, et le plus souvent les ligaments sont déchirés dans une plus ou moins grande étendue, parfois complètement arrachés. La déchirure peut même s'étendre jusqu'à la synoviale, et le sang, pénétrant par la solution de continuité, produit alors des épanchements sanguins intra-articulaires: dans tous les cas, alors même qu'elle n'est point ouverte, la sé-

reuse subit, comme tous les autres tissus, d'un côté
une distension extrême, de l'autre un tassement équi-
valent, d'où l'arthrite qui ne tarde pas à survenir.

Enfin, le tissu osseux lui-même conserve rarement
son intégrité, ce qui s'explique par la structure spon-
gieuse des différentes pièces qui entrent dans la com-
position du pied. Fréquemment l'on observe l'arrachement des surfaces ou des éminences sur lesquelles
s'insèrent les ligaments épais et résistants, parfois
même c'est une extrémité osseuse tout entière qui est
arrachée. Outre ces lésions, Bonnet a signalé une
sorte de tassement et d'écrasement du côté où l'articulation a subi une flexion forcée. Cette dernière lésion ne s'observe, d'ailleurs, que dans les cas de traumatisme très grave.

Symptômes. — Les symptômes de l'entorse varient
avec l'intensité des lésions. Ce sont : la douleur, la
gêne des mouvements, le gonflement, l'ecchymose.

L'individu dont le pied a porté à faux éprouve une
douleur prompte, vive, déchirante, parfois suffisante
pour déterminer une syncope, douleur occasionnée
par la distension ou la rupture des parties périarticulaires. Quelques instants après, surtout si l'articulation est maintenue immobile, lorsque les parties
distendues outre mesure sont revenues à leur état de
relâchement normal, la douleur s'apaise, le malade
peut même se servir de son membre ; mais, alors les
mouvements communiqués ou spontanés sont péni-
blement supportés et le repos s'impose. Ce repos ra-
mène le calme, mais celui-ci n'est pas de longue du-

rée ; au bout de quelques heures, de nouvelles douleurs se manifestent, celles-ci dues à la distension des tissus par le gonflement et à la compression des nerfs que ce gonflement détermine. Cette douleur secondaire est permanente, elle dure autant que la période aiguë de la maladie ; elle est en général en rapport avec le degré d'épanchement sanguin et séreux qui succède à la production de l'entorse ; aussi la voit-on diminuer à mesure que cet épanchement se résorbe.

La gêne des mouvements n'est que le résultat de la douleur et suit la même marche que cette dernière.

Le gonflement est nul ou très peu marqué au moment même de l'accident. Il ne prend une certaine extension que quelques heures après, au fur et à mesure que la quantité du sang estravasé devient plus considérable, et qu'il s'y joint un épanchement de sérosité dans le tissu cellulaire de la région. Il reste circonscrit au voisinage de l'articulation lésée, et prend un développement relatif plus considérable du côté où la violence s'est surtout exercée. A ce niveau, la peau conserve d'abord sa coloration normale, et ce n'est que plus tard qu'elle prend une teinte livide et ecchymotique. Les tissus sont tendus, élastiques et leur température s'élève. Si une arthrite intense succède à l'entorse, on voit alors le gonflement prendre des proportions considérables.

Nous avons indiqué plus haut le mécanisme de la production des épanchements sanguins. Les ecchymoses qui en sont la conséquence ne se manifestent en général qu'au bout d'un ou plusieurs jours, après

que le sang épanché sous la peau a eu le temps de
s'infiltrer dans les couches superficielles du derme,
ce qui ne se fait que d'une façon lente et progressive
dans les tissus denses et serrés comme ceux qui entourent les articulations du pied. Il va sans dire que
l'ecchymose peut exister à la fois des deux côtés de
l'article intéressé ; nous en avons vu ci-dessus la raison. Indépendamment de l'ecchymose périarticulaire,
il convient encore de tenir compte des ecchymoses
susceptibles de se produire à distance, dans le lieu
où un muscle s'est rompu.

L'épanchement sanguin sous-cutané reste rarement circonscrit en un point limité ; il s'étend de
proche en proche, pendant les premiers jours de sa
formation, mais il ne saurait en aucune cas gagner
la région plantaire à cause de la barrière infranchis-
sable que lui opposent les nombreux tractus fibreux
étendus de la face profonde du dernier plantaire à
l'aponévrose sous-jacente. Ainsi qu'il arrive dans
toutes les autres régions du corps, la peau, siège de
l'ecchymose, présente une teinte bleuâtre ou lie de
vin, marbrée, et dont le contour mal délimité se con-
fond insensiblement avec les parties voisines. Cette
teinte passe ensuite au jaune verdâtre, puis au jaune,
jusqu'à ce que la résolution de l'épanchement soit
complète, ce qui n'a guère lieu avant le vingtième ou
le trentième jour.

Diagnostic. — Lorsque le chirurgien est appelé
peu d'instants après l'accident, le diagnostic n'offre
pas ordinairement de bien grandes difficultés. Les

seules affections avec lesquelles l'entorse pourrait être confondue, sont une luxation ou une fracture. Sur un pied normal, et avant tout gonflement, les saillies occasionnées par les os luxés sont tellement pathognomoniques et faciles à constater, qu'il faudrait une bien grande inattention pour les laisser inaperçues. Alors même que le gonflement s'est établi, il est toujours possible, par la palpation, de reconnaître si les os ont ou non conservé leurs rapports ordinaires. La douleur seule éprouvée par le patient peut rendre cette exploration quelque peu délicate, mais on vient à bout d'un examen satisfaisant en procédant avec douceur et ménagement.

Le diagnostic différentiel de l'entorse et d'une fracture malléolaire est plus difficile; d'autant plus que, dans la presque totalité des cas, les solutions de continuité des malléoles ne s'accompagnent point de déplacement. Les deux lésions coexistent d'ailleurs si souvent que l'on s'explique une confusion possible et certainement très fréquente, les fractures de l'extrémité inférieure du péroné étant prises pour de simples entorses, et réciproquement. Panas donne les signes suivants comme permettant d'arriver au diagnostic différentiel dans les cas les plus simples :

« 1º Quand il y a fracture on détermine de la douleur en pressant sur le siége même de cette fracture, c'est-à-dire sur un point plus ou moins éloigné de l'interligne articulaire; dans l'entorse, la pression sur les os n'est pas douloureuse, à moins qu'on ne l'exerce à l'endroit de l'insertion ligamenteuse; et pour réveiller la douleur avec toute l'intensité qui lui est propre, il faut comprimer au niveau même des ligaments rompus.

« 2° Dans les cas de fracture, il est encore, jusqu'à un certain point, possible d'imprimer des mouvements à l'articulation, sans déterminer de trop vives douleurs, tandis que dans l'entorse, passé les premiers moments, le moindre mouvement communiqué arrache des cris au malade.

« 3° Enfin, dans les cas de fracture avec plus ou moins de déplacement des fragments, en supposant même que la mobilité anormale et la crépitation fassent défaut, la saillie anormale des fragments et la difformité qui en résulte mettent le chirurgien sur la voie du diagnostic.

Un point qui ne laisse pas que de présenter de grandes difficultés, c'est la détermination exacte des tissus qui ont souffert et de la nature de la lésion qu'il ont eu à supporter. Dans quelle étendue les ligaments ont-ils été déchirés, les os ont-ils été le siége d'arrachements, les muscles se sont-ils rompus, leurs gaines synoviales ouvertes, leurs tendons déplacés ? Voilà tout autant de questions que l'on peut quelquefois résoudre, mais qui, souvent aussi, ne peuvent l'être qu'approximativement, en raison de la douleur et du gonflement qui viennent rendre presque impossibles les recherches du chirurgien. Dans des cas semblables, mieux vaut encore s'en tenir à un diagnostic par à peu près, que d'augmenter les douleurs du patient par des explorations dont le résultat n'aurait souvent qu'une influence douteuse sur le traitement à intervenir.

Pronostic. Sous le rapport du pronostic, on peut diviser les entorses en cas légers, cas graves, cas très graves. Dans les cas légers, c'est-à-dire dans ceux qui ne s'accompagnent pas de désordres considérables, quelques jours de repos suffisent en général pour amener la guérison. Dans la seconde catégorie des cas, c'est-à-dire, ceux dans lesquels les lésions classiques ne sont pas poussées à l'extrême, la guérison est plus longue à obtenir, mais elle survient au bout de 15 à 20 jours, sous l'influence d'un traitement approprié ; seulement, il arrive souvent que l'entorse laisse après elle une raideur articulaire, une douleur sourde, persistante, qui mettent parfois longtemps à disparaître. Enfin, dans les cas que j'ai appelés très graves, c'est-à-dire ceux qui s'accompagnent d'arrachements des saillies osseuses, de ruptures musculaires, l'entorse devient alors une affection très sérieuse, en raison de l'inflammation plus ou moins violente qui s'empare de l'articulation et des parties périphériques. Il n'est pas rare alors de voir la raideur articulaire consécutive aller jusqu'à l'ankylose, sans parler des suites extrêmement dangereuses d'une arthrite suppurée qui peut survenir en pareil cas.

Il ne faudrait pas croire cependant que la gravité du pronostic soit toujours en rapport avec la gravité même de l'entorse, et c'est ici qu'il faut tenir le plus grand compte de la prédisposition individuelle, de la constitution du sujet. Tel individu, atteint d'une entorse avec délabrements considérables, pourra guérir parfaitement ; tel autre, au contraire, lymphatique, entaché de scrofule, verra l'entorse la plus légère s'éter-

niser et passer graduellement à l'état de tumeur blanche. Baudens avouait que sur 78 amputations pratiquées sur la jambe ou le pied, 60 avaient une entorse
pour origine. Robert écrit la phrase suivante (Arch.
gén. de Médecine, avril 1884) que ne désavouerait
aucun chirurgien : « L'entorse, si commune dans
l'armée, est une des causes prédisposantes des arthri-
tes qui motivent le plus grand nombre des amputa-
tations pratiquées en temps de paix dans les hôpitaux
militaires. »

Indépendamment des lésions intrinsèques de l'entorse, du tempérament et de la constitution du sujet
qui en est porteur, il faut encore attribuer la plus
haute importance à la qualité des soins employés
pour la combattre. Telle entorse qui serait certainement arrivée à guérison dans la limite de temps
ordinaire, si le patient avait été convenablement
soigné, pourra durer un temps indéfini et entraîner
à sa suite les conséquences les plus désastreuses, si
le même sujet, mal soigné ou indocile, se remet à la
marche d'une façon prématurée. Ce sont là, sans
doute, des conséquences exceptionnelles de l'entorse,
mais ce n'en sont pas moins des conséquences possibles. Ce qui est beaucoup plus commun, c'est de
voir le gonflement, la douleur et la gêne des mouvements persister un temps fort long, et laisser ensuite
des raideurs articulaires qui ne disparaissent qu'au
bout de plusieurs années. Lisfranc disait, avec quelque raison, qu'il vaut souvent mieux avoir une
fracture qu'une entorse.

On voit donc qu'une entorse, quelque légère

qu'elle puisse paraître au premier abord, n'en est pas moins une affection sérieuse et dont le pronostic ne doit être porté qu'avec réserve.

Traitement. — Il ne saurait entrer dans ma pensée d'aborder ici l'étude du traitement de l'entorse chronique et de ses suites. Quelque intéressante que soit cette étude, le peu de temps dont je dispose ne permet pas même de l'effleurer, et je dois me borner à indiquer la règle qui me paraît la meilleure dans les cas d'entorse récente, ou datant de peu de jours.

Une entorse se produit, le chirurgien est appelé peu d'heures après l'accident, le gonflement existe, la douleur est vive, la marche impossible, les ecchymoses vont paraître, si elles ne se sont déjà manifestées, deux indications sont à remplir : Prévenir l'inflammation et provoquer, dans le moins de temps possible, la résorption des liquides épanchés.

Le repos de la jointure ou son immobilisation, à l'aide d'un appareil approprié, détermine toujours un apaisement considérable de la douleur, et peut seul conduire à la guérison dans les cas simples. Aussi ne puis-je admettre, sans contestation, la pratique ancienne consistant à imprimer à l'articulation lésée des mouvements de va et vient, pratique préconisée par Fabrice d'Aquependente, Ribes, A. Cooper et d'autres chirurgiens, à moins que ces mouvements ne soient combinés avec le massage, ce qui rentre dans une autre catégorie de moyens de thérapeutique. Bonnet, partisan de cette méthode pour les entorses du genou, du coude et de l'épaule, avoue n'en avoir obtenu aucun succès, lorsqu'il l'a appliquée à celles du pied.

L'immobilisation trop longtemps prolongée a néanmoins des inconvénients contre lesquels il faut se tenir en garde, en ce qu'elle expose à des raideurs articulaires parfois très persistantes. On l'obtient au moyen d'un appareil inamovible quelconque, silicaté, plâtré, etc... garni à l'intérieur d'une forte couche d'ouate, de manière à rendre la compression plus douce et plus régulière. Baudens avait imaginé dans ce but un bandage, dit bandage de l'entorse, dont l'action compressive est excellente, mais qui n'a jamais pu passer dans la pratique courante, à cause des bandes spéciales qu'il nécessite et de sa difficulté d'application.

Je ne ferai que mentionner en passant l'usage des antiphlogistiques, tels que, cataplasmes, sangsues, etc.., thérapeutique d'un autre âge, aujourd'hui bien négligée, et dont il y a lieu de souhaiter la disparition complète pour ces sortes d'affections.

Pour calmer la douleur, arrêter la production des extravasations sanguines ou en déterminer la résorption, on a eu recours aux réfrigérants employés de différentes façons, et bon nombre de chirurgiens d'aujourd'hui sont encore partisans de cette méthode. L'eau blanche, l'alcool camphré ou leur mélange sous forme d'eau de Goulard ont été, à une certaine époque, d'un usage presque général, malgré la vive opposition que leur a faite Bonnet, d'après qui ces liquides échauffent la partie et vont à l'encontre du but que l'on se propose. Les cataplasmes froids préparés avec la pulpe de plantes fraîches sont encore d'un usage vulgaire parmi les gens du monde, mais c'est surtout à l'eau froide employée soit sous forme de bain local, soit en irrigations continues que l'on a eu le plus souvent recours.

Le bain local d'eau froide jouit de l'avantage incontestable de calmer rapidement la douleur dans l'entorse récente, mais on la voit reparaître presque immédiatement après que l'immersion a cessé; sous ce rapport, il présente les mêmes inconvénients que les compresses réfrigérantes dont l'action, pour être efficace, exige un renouvellement incessant; c'est afin d'en rendre les bons effets permanents que l'on s'est vu obligé de porter la durée du bain froid à plusieurs heures, et de le renouveler une ou plusieurs fois, suivant l'intensité du mal. Baudens allait plus loin; il recommandait d'employer pour le bain une eau aussi froide que possible et d'y maintenir le membre jusqu'à ce que la douleur ne reparut plus quand on l'en retirait. C'est ainsi qu'en plaçant le seau ou la baignoire contre le lit du malade, il prolongeait le bain de cinq à quinze jours, suivant la gravité de l'entorse; puis il appliquait son bandage compressif. Cette pratique a été suivie par plusieurs chirurgiens, notamment par Poullain qui l'a employée sur 87 malades. Sur ce nombre, 23 étaient rétablis en six jours; il a fallu huit jours dans 10 cas, dix à quinze jours dans 50, de vingt à vingt-cinq jours dans les 4 autres; ce qui, en tenant compte de la diversité des cas auxquels il a certainement eu affaire, donne une moyenne

de traitement qui ne semble pas différer sensiblement des résultats que l'on obtient par l'immobilisation seule. Au reste, le traitement formulé par Baudens ne paraît pas avoir donné à tous les heureux résultats qu'il avait eus entre les mains de son auteur
et je ne sache pas qu'aujourd'hui cette méthode de
traitement continue à être employée. Tout au plus se
sert-on du bain local réfrigérant, pour calmer la
douleur dans les premiers moments qui suivent la
production de l'entorse.

On a également préconisé les irrigations d'eau
froide, continues ou intermittentes, prolongées pendant plusieurs jours, jusqu'à ce que la douleur et le
gonflement aient disparu. Les reproches formulés
contre ce mode de traitement à propos des lésions
chirurgicales en général lui sont également appli-
cables, relativement à l'entorse; cependant, on peut
quelquefois en obtenir de bons résultats dans les cas
de lésions graves, alors qu'il s'agit de prévenir une
vive inflammation articulaire.

En résumé, la réfrigération par l'eau pure ou ad-
ditionnée de glace, ou bien encore par la glace pilée,
ainsi que quelques-uns l'ont conseillé, agit incontes-
tablement comme sédatif; elle amène un resserre-
ment des tissus et une contraction des vaisseaux
sanguins qui peut restreindre la quantité du sang
extravasé, qui s'oppose à la production de nouvelles
extravasations, mais qui ne peut rien pour la résorption des liquides déjà épanchés.

De tous les moyens de traitement appliqués aujourd'hui à l'entorse, le *massage* est certainement le

plus efficace, et celui qui donne les résultats les plus constants. Ce moyen est d'ailleurs loin d'être nouveau, puisque déjà Fabrice d'Aquapendente conseillait contre l'entorse des manœuvres qui sont, en définitive, une sorte de massage. Au siècle dernier Pouteau en vantait les bons effets, en déplorant qu'un mode de traitement aussi héroïque fut laissé aux mains des rebouteurs et des charlatans. Bien que cette pratique soit aujourd'hui connue de la plupart des chirurgiens, il n'en est pas moins vrai, qu'encore de nos jours, elle est la propriété presque exclusive des spécialistes dont plusieurs, je m'empresse de le reconnaître, sont des hommes d'une valeur réelle et d'une instruction chirurgicale incontestable. Cet abandon du massage par les chirurgiens pratiquants tient, surtout, à ce que l'application du moyen prend beaucoup de temps et exige une grande patience ; mais on ne saurait admettre, ainsi que veulent le faire croire quelques masseurs de profession, qu'il exige, de la part de celui qui l'exerce, des aptitudes toutes particulières. En parcourant les nombreux écrits dans lesquels le modus faciendi du massage est indiqué, on est frappé de la diversité des règles posées par les différents auteurs, chacun ayant ses procédés particuliers, ses manipulations spéciales qu'il varie suivant les cas. Pour Dally, le massage le plus commun consiste dans des pressions mobiles, centripètes, associées à la flexion forcée du pied, et appliquées uniformément le long du tendon d'Achille jusqu'au mollet. Lebâtard et Phélippeau n'emploient que les doigts, Girard agit avec la paume de la main ; mais, comme le dit Dally, tous ces procédés sont bons en ce qu'ils ont de commun, à savoir : les pressions mobiles, prolongées, centripètes. Quel que soit le procédé suivi, l'important est de commencer par des frictions extrêmement légères, faites de bas en haut sur les parties lubréfiées par l'huile d'amande douce. Après avoir continué ces frictions pendant 10 à 20 minutes, on en augmentera graduellement l'intensité, en exerçant un véritable massage au moyen de la paume de la main, et toujours dans le même sens, jusqu'à ce que la douleur ait complètement cessé ; c'est seulement alors que l'on pourra commencer à imprimer à la jointure des mouvements dans tous les sens, auxquels on devrait immédiatement renoncer si la douleur se reproduisait.

La pratique préconisée par Lebâtard diffère sensiblement de la précédente recommandée par Girard. Lebâtard intitule sa manière d'agir : « Procédé de guérison immédiate de l'entorse ». Il emploie d'emblée de fortes pressions exercées avec le pouce, d'abord d'avant en arrière sur les malléoles, puis d'arrière en avant et de bas en haut. Une seule séance lui suffit, après laquelle le malade peut se chausser et marcher ; le seul inconvénient reconnu par l'auteur lui-même à ce procédé, c'est de provoquer des douleurs très vives, mais promptement oubliées par les malades, en présence des bénéfices immédiats qu'ils en retirent.

Voici quelles sont les règles générales posées par Follin et Duplay sur la manière de masser : « Après avoir placé le membre dans une position commode pour le malade et pour le chirurgien, ce dernier embrasse l'articulation avec les deux mains, et soit avec les doigts, soit avec la paume de la main, il fait des frictions, d'abord très légères, puis de plus en plus fortes, principalement sur les points douloureux et qui sont le siège de gonflement et d'ecchymoses. Ce n'est que lorsque le malade commence à bien supporter les douleurs dites *de frictions* que l'on passe au massage proprement dit. Pour cela, on pétrit, pour ainsi dire, les parties molles tuméfiées à l'aide de pressions fortes dirigées de l'extrémité du membre vers sa racine, et le long des gouttières et dépressions que présente le pourtour des articulations, évitant ainsi d'appuyer avec force sur les saillies osseuses. On peut aussi, à l'exemple de Magne, combiner les frictions, le massage et le mouvement artificiel. Ces différentes manœuvres déterminent généralement des douleurs quelquefois très vives, mais qui ne tardent pas à diminuer et à disparaître.

Les auteurs qui ont écrit sur l'emploi du massage dans l'entorse ne sont pas d'accord sur la durée et le nombre des séances, ce qui s'explique aisément par la diversité des cas auxquels ils ont eu affaire. Aussi la disparition de la douleur et du gonflement est-elle, croyons-nous, le meilleur signe qui indique qu'il faut cesser le massage. »

J'ai eu l'occasion d'appliquer le massage dans un assez grand nombre de cas, et d'en obtenir des résultats extrêmement satisfaisants. Je regrette que le temps ne m'ait pas permis de dépouiller toutes les observations que je possède, tant personnelles que

communiquées, et d'en établir une statistique complète, comme je l'avais primitivement projeté, lorsque
j'ai eu la première idée de ce travail. La façon de
procéder dont je me suis servi ne m'est nullement
particulière. Je me suis borné à adopter la méthode
du massage décrite par Rizet pour les entorses du
pied et que je résume en quelques mots, tout en la
modifiant légèrement :

Il faut, avant tout, éviter autant que possible la
douleur, et, dans ce but, ne pas mouvoir le pied de
manière à exercer une traction sur les ligaments qui
ont été distendus par le traumatisme. On pratiquera,
le long du membre, et au niveau de l'articulation
blessée, un frottement d'abord très léger, en effleurant,
pour ainsi dire, la peau, et en comprenant dans l'aire
frictionnée tout le pourtour du membre au niveau de
l'articulation ; à cet effet on emploiera les deux mains,
on insistera plus particulièrement sur les points où
le malade a ressenti une douleur plus vive. Le frottement, primitivement doux et lent, sera augmenté
progressivement dans sa vitesse et son degré de pression, mais on s'empresserait de revenir aux frictions
légères, si le malade manifestait une douleur un peu
prononcée. C'est seulement après trois quarts d'heure
ou une heure de friction, que l'on commence à faire
exécuter quelques mouvements à l'article, en main-
tenant d'une main la partie lésée, et en procédant,
de l'autre, avec beaucoup de précaution et de lenteur
aux différentes impulsions possibles, jusqu'à la douleur exclusivement. Cinq minutes de ces manœuvres
sont en général suffisantes ; la chaleur, la tension et

le gonflement ont diminué, s'ils n'ont pas complètement disparu, et le malade éprouve déjà un soulagement considérable.

On fait alors de nouvelles frictions pendant 40 minutes environ, mais celles-ci plus énergiques que les
premières ; puis on imprime des mouvements à l'articulation dans tous les sens, et en augmentant
graduellement leur amplitude. Enfin, un nouveau
massage de 15 à 20 minutes est pratiqué, et l'on
peut, dans les cas légers, faire marcher le malade.
Il est cependant plus prudent de le maintenir au
repos jusqu'au lendemain ; si tout va bien alors, on
s'abstient de toute nouvelle manœuvre ; dans le cas,
au contraire, où la guérison ne serait pas complète,
ce qui est l'ordinaire pour les entorses même d'une
intensité moyenne, de nouvelles séances de massage
sont encore nécessaire.

Nous n'en sommes plus au temps où l'on expliquait
l'action bienfaisante du massage par une influence
mystérieuse, voire même électrique, sur les mouvements molléculaires qui se passent dans l'intensité
des tissus. Cette action est purement mécanique.
Comme le dit du Mesnil : « elle augmente l'absorption
interstitielle, non seulement par la suractivité impri-
mée à la circulation en retour, mais encore en divi-
sant à l'infini les produits pathologiques normaux
accumulés dans les interstices musculaires et les
mailles du tissu cellulaire. La dissémination de ces
produits multiplie leurs points de contact avec les
parois des veines et des vaisseaux lymphatiques, d'où
résultent l'imbibition des tissus et finalement la diffu-

sion de ces substances dans la lymphe, et le retour dans la circulation générale ». Suivant la juste comparaison de Marc Sée, il se passe là quelque chose d'analogue à ce qui survient lorsqu'on écrase une bosse sanguine du cuir chevelu pour en hâter la guérison.

Qu'on ne s'y trompe pas cependant, la bonne opinion que j'ai du massage, après l'avoir expérimenté nombre de fois, ne va pas jusqu'à me le faire regarder comme une panacée infaillible. S'il agit d'une façon remarquable sur la résorption de l'épanchement séro-sanguinolent périarticulaire, il est clair qu'il ne saurait avoir aucune action sur la cicatrisation des parties ligamenteuses déchirées; à plus forte raison sera-t-il impuissant par lui-même, dans les cas d'arrachements osseux ; mais, dans ces cas même, il produit encore de bons effets, en faisant cesser la douleur et en amenant la disparition ou tout au moins une forte atténuation du gonflement. Il est bien évident que dans ces cas graves ou très graves, il ne saurait être question de faire marcher le malade après une seule séance, comme le prétend Lebâtard ; l'immobilisation de l'article est indispensable, en la faisant alterner avec des séances de massage plus ou moins renouvelées, suivant la gravité des cas ; car, la turgescence tend à reparaître dans l'intervalle des séances.

Dans un mémoire récent (*Revue de chirurgie*, juin 1884) Marc Sée propose un nouveau moyen qui remplirait à lui seul les deux indications fondamentales du traitement de l'entorse, c'est-à-dire qui permettrait d'agir sur les épanchements provoqués par la lésion de la jointure, comme le fait la main du masseur, tout en laissant le membre dans l'immobilité complète. N'ayant par moi-même aucune expérience du moyen proposé par Marc Sée, je ne puis qu'emprunter au mémoire de ce chirurgien distingué ce qu'il dit de l'action de la bande en caoutchouc et de la manière de l'employer :

« La pression douce, mais soutenue que la bande élastique exerce sur les organes, a pour effet d'en exprimer, en quelque sorte, tous les liquides, quels qu'ils soient, qui remplissent les interstices des tissus, et de les refouler dans les parties non comprimées et saines où leur absorption s'opère plus facilement. La bande de caoutchouc agit donc exactement comme le massage ; mais elle a sur lui cet avantage que son action est continue, ce qui permet de la rendre extrêmement faible, sans qu'elle cesse d'être efficace ; que cette continuité empêche les liquides de rétrograder, comme cela a lieu après chaque friction, et surtout qu'elle évite les réactions qui s'opèrent dans les intervalles des séances de massage, avec retour du gonflement et de la douleur.

« Mais ce qui donne à la compression élastique une immense supériorité sur le massage, c'est que son action s'exerce, le membre étant maintenu dans une immobilité absolue, ce qui la rend applicable aux cas les plus graves comme aux plus légers, à ceux qui s'accompagnent de fractures et d'arrachements osseux, aussi bien qu'à ceux que constitue une simple distension des ligaments. A ce point de vue, la compression élastique au moyen de la bande de caoutchouc offre une sécurité absolue, qui permet de la confier aux mains les plus inexpérimentées, avec cette simple recommandation de ne pas faire souffrir le blessé. Cette recommandation est essentielle, parce que la douleur la plus légère produite par la bande deviendrait rapidement, par sa continuité, absolument intolérable. Et l'on peut dire que c'est là une circonstance heureuse, attendu qu'une pression trop forte pourrait produire des eschares.

« Afin de répartir également sur tout le pourtour du membre la pression exercée par la bande, et pour éviter qu'elle ne porte plus fortement sur les saillies osseuses, il faut préalablement garnir d'ouate et combler les dépressions qui les entourent, celles, par exemple, qui, au cou-de-pied, se trouvent au-dessous et sur les côtés des malléoles. C'est, du reste, dans ces dépressions que s'observent généralement les ecchymoses et épanchements sanguins que la pression doit faire disparaître. On pourrait également recouvrir de coton les autres régions de la jointure où l'ecchymose serait plus accentuée.

« On se servira, pour faire la compression, d'une bande de caoutchouc vulcanisé, puis désulfuré ; sa longueur sera d'un à deux mètres, sa largeur de cinq à six centimètres. Elle sera mince et souple, de façon à s'adapter facilement aux parties qu'elle recouvre et à s'allonger par la moindre traction. En l'enroulant autour du membre, on aura soin seulement que ses deux bords soient mis en contact sans effort, avec la peau, que les tours de bande se recouvrent, en général, dans le tiers ou la moitié

environ de leur largeur et ne laissent entre eux aucun
intervalle où le défaut de compression amènerait l'in-
filtration et la douleur.

« A part les points sur lesquels on voudra agir
plus spécialement, la bande sera appliquée directe-
ment sur la peau, si ce n'est chez quelques per-
sonnes nerveuses qui ne peuvent endurer le contact
du caoutchouc. On devra, chez ces dernières, recouvrir préalablement les parties d'un linge fin ou d'une
mince couche de coton.

« Il arrive souvent que le malade, interrogé immédiatement après l'application de la bande de caoutchouc, affirme qu'elle ne le gêne en aucune façon,
tandis que deux ou trois heures après, ou même plus
tôt, il accuse des douleurs intolérables causées par la
pression. Il ne faut pas hésiter, dans ces cas, à défaire
le bandage pour le réappliquer à nouveau. On doit
même recommander au malade de retirer lui-même,
en l'absence du médecin, la bande qui le fait souffrir,
plutôt que de prolonger ses souffrances et de s'ex-
poser à passer une nuit dans l'insomnie. Le repos au
lit sera prescrit dans tous les cas, et le membre
placé sur un coussin épais, pour favoriser la circulation veineuse.

« La bande de caoutchouc roulée autour de la jointure et dont plusieurs tours se recouvrent suffit ordinairement pour assurer le degré d'immobilité nécessaire dans les cas d'entorse légère.

« Dans ceux qui présentent plus de gravité, on pourra
rendre l'immobilité plus complète, surtout en vue
des mouvements involontaires que pourrait faire le

malade pendant la nuit, enveloppant, en outre, le membre d'une couche épaisse d'ouate, qu'on maintiendrait avec une bande roulée ordinaire.

« Quand la bande élastique peut être appliquée peu de temps après la production de l'entorse, elle prévient le développement des douleurs et du gonflement. Mais ordinairement le chirurgien n'intervient que plusieurs heures après l'accident, alors que l'épanchement et le gonflement ont déjà pris d'assez notables proportions, et que l'articulation est devenue extrêmement sensible au moindre attouchement.

« L'application de la bande de caoutchouc faite avec les précautions convenables, loin de faire souffrir le malade, amène un soulagement immédiat, en même temps qu'elle donne au membre un certain degré de rigidité qui permet de le déplacer pour le mettre dans une position favorable au retour du sang veineux vers le cœur. Il suffit, dans la plupart des cas, d'un à trois jours de compression élastique, pour faire disparaître complètement et définitivement les symptômes visibles de l'entorse et pour rendre à la région sa forme et ses proportions normales. »

J'ai préféré m'en tenir à cette citation, peut-être un peu longue, que de la paraphraser. La description faite par Marc Sée est tellement explicite et si claire dans tous ses détails qu'il m'eût été difficile d'en retrancher un seul mot sans lui faire perdre tout ou partie de sa clarté ! D'ailleurs, on comprend qu'il me soit matériellement impossible de porter aucune appréciation critique sur un mode de traitement qui me paraît entièrement nouveau et que je juge cependant, *à priori*, très rationnel.

Marc Sée ajoute qu'il est bon, dans les deux ou trois premiers jours du traitement, de renouveler l'application de la bande de caoutchouc une ou deux fois dans les vingt-quatre heures ; plus tard, on pourrait laisser le bandage en place pendant plusieurs jours.

Paris. — Imp. Renou, Maulde (Vves) et Cock.

www.ingramcontent.com/pod-product-compliance
Ingram Content Group UK Ltd.
Pitfield, Milton Keynes, MK11 3LW, UK
UKHW021639090726
13657UKWH00004B/1653